Kyste de l'ovaire

Tout ce que tu as besoin de savoir

Dr Sheila Harrison

Clause de non-responsabilité

Ce contenu sert à fournir des informations générales sur la maladie et vise à vous permettre de demander une assistance médicale rapide si nécessaire pour prévenir les complications. Il est essentiel de souligner que ces informations ne remplacent pas la consultation d'un médecin qualifié. Le domaine de la science médicale est en constante évolution et, en raison de la nature dynamique des connaissances médicales, nous vous recommandons de demander l'avis d'un expert si vous rencontrez des incohérences ou si vous avez l'intention de prendre des mesures sur la base des informations contenues dans ce contenu. Ne négligez jamais les conseils médicaux professionnels et ne retirez jamais le traitement en fonction de quelque chose que vous avez lu en ligne, y compris ce document, ou de toute autre source en ligne. N'oubliez jamais qu'Internet ne peut pas vous guérir ; la guérison passe plutôt par les conseils de professionnels de la santé et par la providence de Dieu.

AVIS: *La description du lecteur est conseillée en raison à la nature d'une partie de l'image Contenu du livre. Merci.*

Table des matières

Section 1
Aperçu

Un kyste ovarien est un sac rempli de liquide qui se développe dans l'ovaire pendant l'ovulation. Ils se produisent généralement à l'intérieur ou à la surface des ovaires, partie du système reproducteur féminin qui produit les hormones œstrogène et progestérone, ainsi que les ovules (ovules) nécessaires à la reproduction. Les kystes ovariens sont fréquents et touchent les femmes de tous âges, même après la ménopause. La plupart des kystes ovariens qui se forment sont bénins et disparaîtront d'eux-mêmes après un certain temps.

Les kystes bénins ne provoquent aucune douleur ni inconfort, mais certains kystes peuvent présenter un risque de rupture. Les kystes rompus peuvent entraîner une multitude de complications nécessitant des soins médicaux immédiats. Un kyste de l'ovaire pourrait également être un facteur de risque de cancer de l'ovaire.

La plupart de ces kystes disparaissent au cours des 14 à 16 premières semaines de grossesse, mais certains, comme les kystes de la thèque lutéinique, peuvent persister jusqu'à l'accouchement. La majorité de ces masses kystiques sont non fonctionnelles après 16 semaines de grossesse.

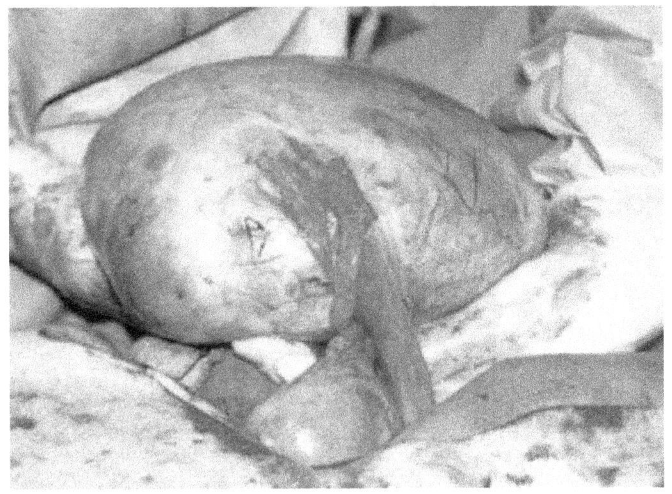

L'image ci-dessus est un kyste de l'ovaire droit multiloculaire mesurant 24 cm de longueur.

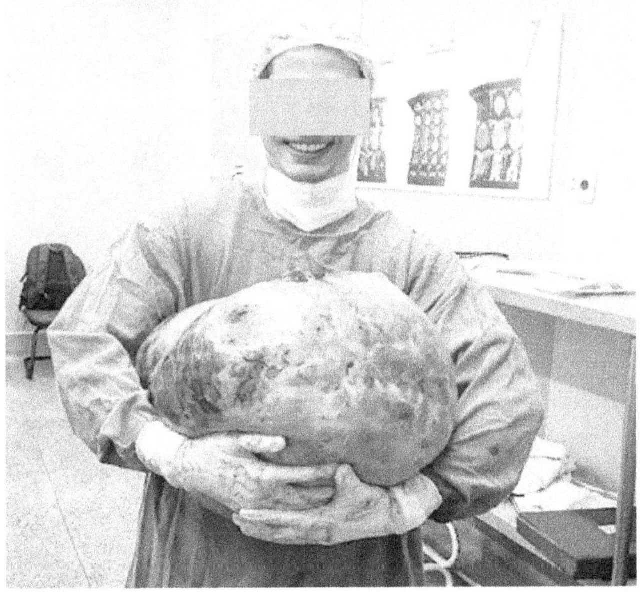

Section 2
Types et causes des kystes ovariens

Kystes fonctionnels et kystes **pathologiques** sont les deux principaux types de kystes ovariens. Les deux types les plus courants de kystes ovariens fonctionnels sont les kystes du corps jaune et les kystes folliculaires. Les kystes associés à l'endométriose, les kystes dermoïdes et les kystes du cystadénome constituent la majorité des kystes pathologiques.

Les kystes fonctionnels, le type de kyste ovarien le plus fréquemment diagnostiqué, résultent du fonctionnement normal du cycle menstruel. Ils partent généralement d'un follicule, une structure semblable à un kyste qui produit des ovules. Normalement, un follicule mature, ou un sac, s'ouvre pour libérer un ovule. Une fois l'ovule libéré, le follicule se dissout et devient un corps jaune, qui produit des œstrogènes et de la progestérone. Un kyste de l'ovaire se forme lorsque le follicule, ou corps jaune, présente un défaut qui l'amène à accumuler du liquide et ainsi à former un kyste.

Il existe deux types de kystes fonctionnels.

- **Kystes folliculaires :** Cela se forme lorsque le follicule ne s'ouvre pas pour

libérer un ovule et provoque une accumulation de liquide, formant un kyste.
- **Kystes du corps jaune**: Cela se produit après que le follicule est devenu un corps jaune, mais une accumulation de liquide provoque la formation d'un kyste.

Les masses ovariennes les plus courantes associées à la grossesse sont les kystes fonctionnels, tels que les kystes du corps jaune de la grossesse et les kystes thécal-lutéiques. À l'échographie, des facteurs hormonaux peuvent provoquer une apparence différente du kyste folliculaire ou du kyste du corps jaune.

Les kystes fonctionnels sont les plus courants, mais ils sont généralement inoffensifs et ne provoquent aucun symptôme. Ceux-ci rétrécissent et disparaissent souvent après deux ou trois cycles menstruels. Les kystes fonctionnels ne surviennent pas non plus chez les femmes ménopausées puisque leurs ovaires ne produisent plus d'ovules.

Il existe également d'autres types de kystes ovariens rares qui ne sont pas liés au cycle menstruel. Ces kystes se forment principalement en raison d'une croissance cellulaire anormale.

- **Kystes dermoïdes**: Ces kystes contiennent des tissus (poils, peau, tissus graisseux, etc.), car ils sont formés à partir de cellules embryonnaires. Ils sont également connus sous le nom de tératomes. Ces kystes bénins atteignent généralement des tailles assez grandes et doivent être retirés chirurgicalement.

- **Cystadénomes**: Celles-ci sont formées de cellules tapissant l'extérieur des ovaires, se développant à l'extérieur tout en étant attachées aux ovaires par une structure en forme de tige. Ils peuvent contenir une matière aqueuse ou semblable à du mucus et peuvent également atteindre une taille assez grande.

- **Endométriomes**: Ces kystes sont causés par l'endométriose, une condition médicale dans laquelle le tissu endométrial utérin – tissu similaire à la muqueuse de l'utérus – se développe à l'extérieur de l'utérus. On les appelle « kystes chocolatés » en raison de la couleur du sang présent dans les kystes.

Les kystes dermoïdes et les cystadénomes peuvent être inoffensifs, mais les kystes exceptionnellement gros peuvent déplacer l'ovaire hors de sa position et provoquer une torsion ovarienne. C'est à ce moment-là qu'un ovaire s'enroule autour des ligaments qui le maintiennent en place. La torsion ovarienne est très dangereuse, car elle coupe l'apport sanguin à l'ovaire et à la trompe de Fallope (la structure qui transporte les ovules de l'ovaire à l'utérus).

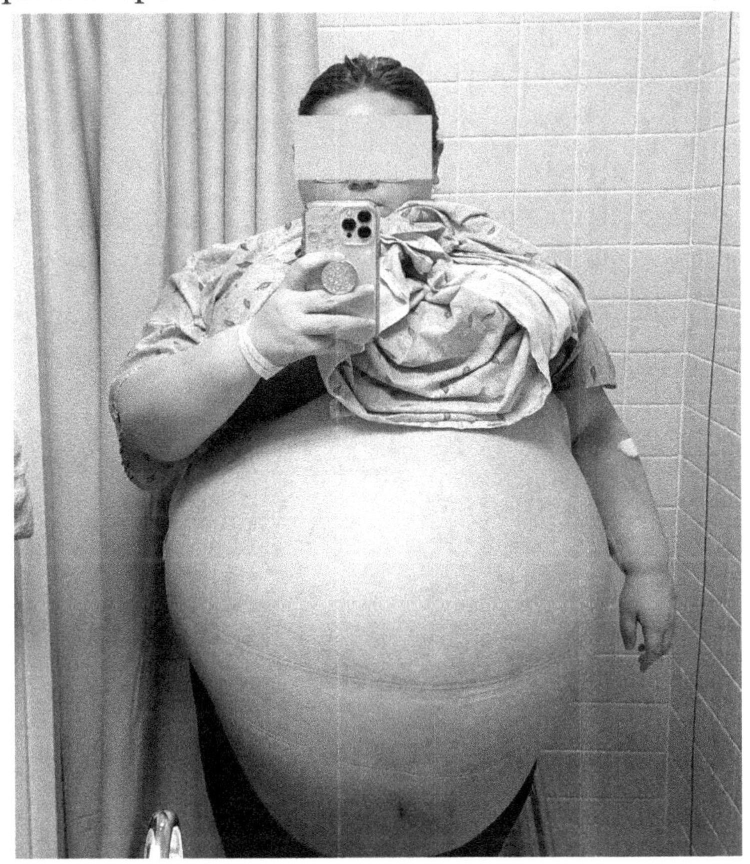

Section 3
Facteurs de risque des kystes ovariens

Une personne peut être à risque d'avoir un kyste ovarien si elle présente l'un des facteurs de risque suivants :

- Déséquilibre hormonal ou autres problèmes hormonaux
- Grossesse (un kyste qui persiste sur l'ovaire même après l'ovulation)
- Avoir une endométriose (où les cellules de l'endomètre utérin se développent en dehors de l'utérus)
- Avoir le syndrome des ovaires polykystiques (SOPK)
- Infection pelvienne grave
- Fumeur
- Hypothyroïdie (faible taux d'hormones thyroïdiennes dans le corps)
- Un kyste ovarien antérieur
- Saignement

Notez que le fait d'avoir l'un de ces facteurs de risque ne signifie pas que vous développerez un kyste de l'ovaire.

Saignement dans un kyste de l'ovaire

Il existe différents types de kystes ovariens. La plupart d'entre eux sont généralement découverts accidentellement lors d'un examen physique ou d'une imagerie. Les kystes ovariens peuvent entraîner des complications, notamment une rupture, une hémorragie et une torsion, qui sont considérées comme des urgences gynécologiques.

Oui c'est possible. Selon le type de kyste et sa taille, des saignements peuvent survenir pour différentes raisons. Il est important de noter que tous les kystes ovariens ne provoquent pas de saignements et que bon nombre d'entre eux peuvent ne provoquer aucun symptôme. Cependant, si vous ressentez des douleurs pelviennes soudaines ou sévères, des saignements abondants ou d'autres symptômes inhabituels, il est important de consulter immédiatement un médecin.

Cela peut entraîner des saignements de différentes manières.

- L'une des raisons les plus courantes est qu'un kyste peut interférer avec le fonctionnement normal des ovaires, entraînant des déséquilibres hormonaux. Plus précisément, les kystes ovariens peuvent produire des hormones telles que les œstrogènes ou la progestérone, qui peuvent affecter le cycle menstruel. Cela entraîne ainsi des problèmes avec le cycle menstruel, tels que des règles abondantes ou irrégulières, ou des spottings (saignements vaginaux anormaux entre les règles). Si un kyste produit trop d'œstrogènes, il peut provoquer un épaississement de la muqueuse utérine, entraînant des règles plus abondantes ou prolongées. En revanche, si un kyste interfère avec la production de progestérone, il peut provoquer des règles irrégulières ou manquées.

- Dans certains cas, un kyste ovarien peut se rompre ou se tordre, entraînant une douleur et un saignement soudains et intenses. Une rupture d'un kyste ovarien peut également provoquer des saignements. Lorsqu'il éclate, cela peut provoquer une douleur intense et des saignements à l'intérieur du bassin. Cela nécessite des soins médicaux immédiats. Cela peut également entraîner des complications telles qu'une hémorragie interne ou une infection.

- De plus, des saignements peuvent également survenir si un type de kyste ovarien, appelé kyste hémorragique, est rempli de ruptures de sang.

Section 4
Symptômes des kystes ovariens

La plupart des patientes présentant des kystes ovariens sont asymptomatiques, les kystes étant découverts accidentellement lors d'une échographie ou d'un examen pelvien de routine. Certains kystes peuvent cependant être associés à une série de symptômes, parfois graves, notamment les suivants : [1]:

- Douleur ou inconfort dans le bas de l'abdomen

- Gonflement abdominal

- Douleur intense due à une torsion (torsion) ou à une rupture - La rupture d'un kyste est caractérisée par une douleur pelvienne soudaine, aiguë et unilatérale ; cela peut être associé à un traumatisme, à l'exercice ou au coït. La rupture d'un kyste peut entraîner des signes péritonéaux, une distension abdominale et des saignements (qui sont généralement spontanément résolutifs)

- Inconfort lors des rapports sexuels, pénétration particulièrement profonde

- Modifications des selles telles que la constipation

- Pression pelvienne provoquant un ténesme ou une fréquence urinaire

- Irrégularités menstruelles
- Nausées ou vomissements
- Difficulté à uriner ou besoin fréquent d'uriner
- Plénitude même après avoir mangé de petites portions
- Difficulté à tomber enceinte
- Puberté précoce et premières règles chez les jeunes enfants
- Plénitude abdominale et ballonnements
- Indigestion, brûlures d'estomac ou satiété précoce
- Endométriomes : ils sont associés à l'endométriose, qui provoque une triade classique de règles douloureuses et abondantes et de dyspareunie.
- Tachycardie et hypotension : elles peuvent résulter d'une hémorragie provoquée par la rupture d'un kyste.
- Hyperpyrexie : cela peut résulter de certaines complications des kystes ovariens, telles que la torsion ovarienne [1]
- Sensibilité aux mouvements annexiels ou cervicaux
- Une tumeur maligne sous-jacente peut être associée à une satiété précoce, une perte de poids/cachexie, une

lymphadénopathie ou un essoufflement lié à une ascite ou à un épanchement pleural.

Les kystes ovariens bénins ne provoquent aucun symptôme indésirable jusqu'à ce qu'ils se rompent, soient de grande taille et/ou bloquent l'apport sanguin aux ovaires. Si l'un des événements ci-dessus se produit, les symptômes qui peuvent se présenter peuvent inclure (sans toutefois s'y limiter) :

Si vous ou votre proche ressentez une douleur soudaine et intense, cela pourrait être le signe d'une rupture du kyste ou d'une torsion ovarienne. Une rupture de kyste peut entraîner une hémorragie interne, qui nécessitera des soins médicaux immédiats.

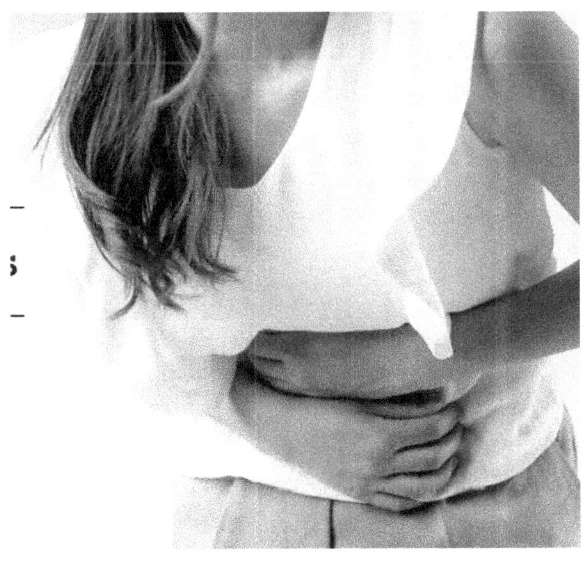

Article 5
Diagnostiquer les kystes ovariens

Comme la plupart des kystes ovariens sont inoffensifs, ils passent souvent inaperçus et finissent par disparaître après un certain temps. Dans certains cas, les femmes examinées pour d'autres raisons médicales peuvent découvrir par hasard la présence d'un kyste ovarien asymptomatique. Si vous ou votre proche présentez l'un de ces symptômes, cela peut indiquer la présence d'un kyste volumineux ou malin.

Un examen pelvien de routine par un médecin est la première étape pour établir un diagnostic. Pour cet examen, le médecin examinera vous ou vos organes reproducteurs et s'assurera qu'il n'y a rien d'anormal. Ils essaieront généralement de détecter toute grosseur ou tout changement anormal qu'ils peuvent ressentir.

Votre médecin peut vous prescrire une échographie pelvienne pour un examen plus approfondi. Cela ressemble beaucoup à une échographie de grossesse, mais pour vérifier votre système reproducteur ou celui de votre proche. L'échographie sera réalisée pour confirmer s'il y a réellement un kyste, où il se trouve, quelle est sa taille et s'il est solide, rempli de liquide ou un mélange des deux.

D'autres méthodes de diagnostic peuvent inclure :

- **Laparoscopie**:Le médecin fait une petite incision sur l'abdomen et insère un instrument mince doté d'une petite lumière et d'une caméra (un laparoscope) pour examiner les ovaires. S'agissant d'une méthode chirurgicale, vous ou votre proche serez sous anesthésie. Si un kyste est détecté, le médecin peut également le retirer au cours de cette procédure.

- **Scanner/IRM**: Si l'échographie ne donne pas de résultats, une tomodensitométrie ou une IRM peut être effectuée à la place. Une IRM utilise des ondes magnétiques pour produire des images détaillées de vos organes internes, tandis qu'une tomodensitométrie utilise l'imagerie corporelle pour créer une coupe transversale de vos organes internes.

- **Prise de sang CA125**:Ce test recherche une protéine spécifique appelée antigène du cancer 125, ou CA125, dans votre circulation sanguine. La présence de cette protéine dans votre sang peut être un marqueur précoce du cancer de l'ovaire, mais n'est pas nécessairement exacte. Des tests supplémentaires devront peut-être être effectués pour confirmer s'il s'agit d'un cancer ou autre.

Article 6
Kystes ovariens pendant la grossesse

Le corps jaune est responsable de la production de progestérone pendant la grossesse et régresse normalement vers 8 semaines de gestation.

La plupart des kystes associés à la grossesse, tels que les kystes du corps lutéal et folliculaire, disparaissent vers l'âge gestationnel entre 14 et 16 semaines et répondent aux hormones, permettant une prise en charge conservatrice. À l'âge gestationnel de 16 à 20 semaines, jusqu'à 96 % des masses disparaissent spontanément. La résolution des kystes est moins probable lorsqu'ils mesurent plus de 5 cm ou qu'ils sont de morphologie complexe. Les kystes simples de moins de 6 cm de diamètre présentent un risque de malignité inférieur à 1 %.

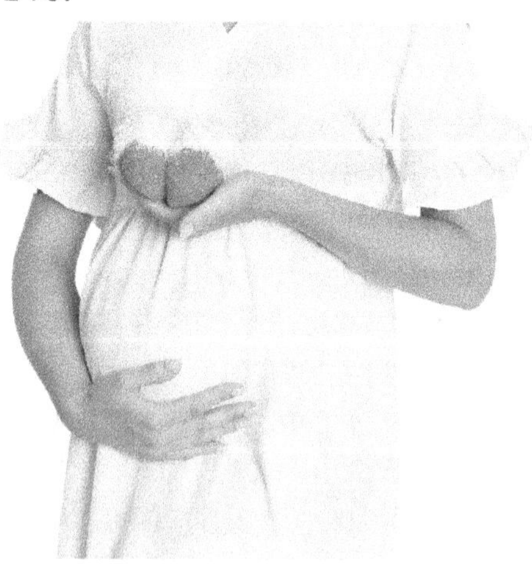

Les kystes du corps lutéal ont tendance à être plus gros et plus symptomatiques que les kystes folliculaires et sont plus sujets aux hémorragies et à la rupture. Les kystes folliculaires sont généralement plus petits et les hémorragies internes sont relativement rares.

Les masses qui persistent plus longtemps peuvent justifier un examen plus approfondi pour rechercher une maladie néoplasique potentielle sur la base des résultats cliniques et des preuves radiologiques. Les études sur le sérum CA125 ne sont pas recommandées pendant la grossesse, car les taux peuvent fluctuer considérablement au cours d'une grossesse normale, en particulier au cours du premier et du deuxième trimestre, et peuvent être élevés dans de nombreuses affections bénignes. Un groupe suggère l'observation, avec une chirurgie post-partum chez certaines patientes présentant des masses annexielles volumineuses et persistantes chez lesquelles les résultats échographiques ne sont pas fortement évocateurs d'une tumeur maligne. Cependant, dans les situations dans lesquelles les kystes sont symptomatiques, provoquant notamment de la douleur et de l'inconfort, ou avec une croissance rapide lors d'une série d'échographies, une ablation chirurgicale doit être envisagée.

Si une tumeur maligne est une possibilité et qu'une intervention chirurgicale péripartum est justifiée, le risque de nuire à la grossesse est mis en balance avec un retard dans le traitement, mais l'intervention chirurgicale est généralement retardée jusqu'au milieu du deuxième trimestre, lorsque la plupart des kystes sont résolus.

Certaines affections ovariennes propres à la grossesse comprennent l'ovaire hyperstimulé, le syndrome d'hyperstimulation ovarienne, l'hyper réaction lutéinique, les kystes thécal-lutéiniques et le lutéome de la grossesse. Les ovaires hyperstimulés représentent une réponse ovarienne normale aux taux d'HCG circulants et sont généralement observés chez les femmes qui ont subi une induction de l'ovulation.

Éclatements de kystes ovariens liés à la grossesse

Même en cas de grossesse, une rupture fonctionnelle d'un kyste ovarien n'est généralement pas préoccupante. Avec le temps, le liquide du kyste se résorbe naturellement, il suffit donc de prendre des analgésiques et de quelques jours de repos pelvien.

En fait, la majorité des professionnels de la santé déconseillent de traiter les kystes ovariens rompus pendant la grossesse autrement que par une attente vigilante, qui implique une observation, des échographies et une surveillance.

Bien que toutes les femmes ne ressentent pas de douleur suite à une rupture d'un kyste ovarien, certaines le ressentent. Une rupture d'un kyste ovarien peut provoquer des douleurs modérées à intenses, des saignements vaginaux, des nausées, des vomissements, des étourdissements et même de la fièvre.

Cependant, s'il existe un risque d'infection dû à la rupture, à un saignement important, à une torsion ou à tout autre effet sur la grossesse, votre médecin peut vous conseiller une intervention chirurgicale.

Que peut faire une femme enceinte si elle a un kyste ovarien ?

La majorité des kystes ovariens n'affectent en rien votre grossesse. Par exemple, il y a de fortes chances qu'un kyste du corps jaune disparaisse de lui-même au cours du deuxième trimestre. Bien que d'autres types de kystes puissent continuer à se développer pendant la grossesse et parfois provoquer des douleurs, la plupart du temps, ces kystes ne nuisent pas au fœtus.

Afin de vous assurer qu'un kyste ovarien n'affectera pas votre grossesse, demandez à votre médecin de planifier des échographies de routine pour vérifier vos ovaires. Une échographie de kyste ovarien peut être utilisée pour suivre tout kyste afin de s'assurer qu'il ne se développe pas ou ne change pas d'une manière qui pourrait être alarmante.

Kystes fœtaux et néonatals

Chez les nouveau-nés de sexe féminin, les kystes ovariens constituent le type de tumeur abdominale le plus fréquent, avec une incidence estimée à plus de 30 %.

On pense que les kystes ovariens fœtaux sont causés par une stimulation hormonale, telle que les gonadotrophines fœtales, les œstrogènes maternels et l'hCG placentaire. De plus, une association entre les kystes ovariens fœtaux et le diabète maternel et l'hypothyroïdie fœtale a été identifiée.

La plupart des kystes ovariens fœtaux sont petits et involutés au cours des premiers mois de la vie et n'ont pas de signification clinique. Ils sont généralement diagnostiqués au cours du troisième trimestre de la grossesse et la plupart ont tendance à disparaître 2 à 10 semaines après la naissance.

Les diagnostics différentiels de ces kystes comprennent les kystes de l'ouraque, les anomalies de duplication intestinale, le tératome kystique et l'obstruction intestinale. L'échographie intra-utérine est nécessaire pour différencier les kystes ovariens de ces autres possibilités.

L'aspiration de ces kystes peut être réalisée mais est associée à des complications, telles qu'une reformation du kyste, une infection et un travail prématuré. Une fois le diagnostic de kyste de l'ovaire fœtal posé, il est important d'effectuer des examens échographiques en série pour détecter tout changement structurel de taille ou d'apparence ou des complications, telles qu'un hydramnios, une ascite ou une torsion. Parmi ces complications, la torsion ovarienne est la complication la plus grave d'un kyste ovarien fœtal et peut se manifester par une tachycardie fœtale due à une irritation péritonéale.

Une prise en charge appropriée comprend une échographie en série pour rechercher des signes de régression ou une intervention chirurgicale postnatale si le kyste est compliqué ou mesure plus de 5 cm de diamètre.

Kystes ovariens chez les femmes ménopausées

Bien que les kystes fonctionnels surviennent rarement chez les femmes ménopausées, elles restent exposées à d'autres types de kystes ovariens. Même si les ovaires ne produisent plus activement d'ovules ou d'hormones, ils sont toujours actifs et risquent donc de développer des kystes. Une étude estime qu'à 65 ans,environ 4% des femmes seront hospitalisées pour des kystes ovariens.

Les symptômes et les facteurs de risque des kystes ovariens chez les femmes ménopausées sont similaires à ceux observés chez les femmes préménopausées. Cependant, le risque de cancer de l'ovaire est élevé chez les femmes ménopausées. À ce titre, le médecin peut prescrire un test spécifique pour rechercher des marqueurs de cancer (voir la section Diagnostic des kystes ovariens ci-dessous) afin de déterminer si le kyste est malin ou non. Un test d'imagerie échographique peut également être réalisé. Le traitement du kyste peut différer selon la nature du kyste.

Kystes ovariens VS syndrome des ovaires polykystiques (SOPK)

Avoir les symptômes prolongés énumérés ci-dessus pourrait être un signe de syndrome des ovaires polykystiques, ou SOPK. Le SOPK est un trouble médical dans lequel les fonctions des ovaires sont altérées et provoquent un déséquilibre hormonal. Les trois principales caractéristiques du SOPK sont :

1. Règles irrégulières et/ou prolongées (voire inexistantes) qui perturbent le processus d'ovulation ;
2. Des niveaux anormaux d'hormones sexuelles mâles (androgènes) qui provoquent des changements physiques tels qu'un excès de pilosité faciale ou corporelle ;
3. Ovaires polykystiques, où les ovaires contiennent un nombre anormal de follicules remplis de liquide.

Avoir deux des trois critères peut signifier que vous souffrez du SOPK.

Malgré le nom du trouble, les femmes atteintes du SOPK ne produisent pas de kystes, mais plutôt des follicules incapables de libérer un ovule. C'est le signe que l'ovulation n'a pas lieu. Le SOPK peut être dû à des niveaux hormonaux anormaux dans le corps, perturbant ainsi les fonctions de reproduction.

La principale raison pour laquelle les kystes ovariens sont confondus avec le SOPK est qu'ils partagent des symptômes, à savoir des modifications anormales des règles, des douleurs pelviennes et des nausées. Ils font également référence aux kystes comme étant le problème central à l'origine des complications. Cependant, le SOPK est en réalité une perturbation de l'équilibre hormonal qui entraîne des changements importants dans les fonctions reproductives d'une femme. Les kystes ovariens, quant à eux, se forment à la suite du cycle menstruel et ne perturbent pas les fonctions de reproduction. Les kystes ovariens peuvent entraîner des complications physiques majeures telles qu'une torsion ovarienne, tandis que le SOPK provoque des changements physiques dus au déséquilibre hormonal persistant.

Dans certains cas, les personnes atteintes du SOPK peuvent ne développer aucun kyste ovarien.

Article 7
Prise en charge/traitement des kystes ovariens

Considérations sur l'approche

De nombreuses patientes présentant des kystes ovariens simples sur la base des résultats échographiques ne nécessitent pas de traitement. Chez une patiente ménopausée, un kyste simple persistant mesurant moins de 10 cm en présence d'une valeur CA125 normale peut être surveillé par des examens échographiques en série.

Les femmes préménopausées présentant des kystes simples asymptomatiques inférieurs à 8 cm sur les échographies et chez lesquelles la valeur CA125 se situe dans la plage de référence peuvent être surveillées, avec un nouvel examen échographique toutes les 8 à 12 semaines. L'hormonothérapie, y compris, comme indiqué ci-dessus, l'utilisation d'OCP, n'aide pas à résoudre le kyste.

De nombreuses patientes présentant des kystes ovariens simples détectés par examen échographique ne nécessitent pas de traitement. Chez une patiente ménopausée, un kyste simple persistant mesurant moins de 10 cm en présence d'une valeur CA125 normale peut être surveillé par des examens échographiques en série.

Les kystes ovariens peuvent se résoudre naturellement

Parfois. Certains petits kystes ovariens, tels que les kystes fonctionnels, peuvent disparaître d'eux-mêmes sans aucun traitement. Cependant, tous les kystes ovariens ne guérissent pas naturellement, car le traitement des kystes ovariens dépend de plusieurs facteurs, notamment la taille, le type et les symptômes du kyste. Les kystes plus gros ou les kystes provoquant une douleur ou un inconfort important peuvent nécessiter une intervention médicale.

De plus, certains kystes ovariens, tels que les kystes dermoïdes ou les endométriomes, ne disparaîtront pas d'eux-mêmes et peuvent nécessiter une intervention chirurgicale pour être retirés. N'oubliez pas qu'il est important de consulter votre médecin si vous avez un kyste ovarien, car il peut fournir un diagnostic précis et recommander des options de traitement appropriées en fonction de votre situation individuelle.

Remèdes maison pour un kyste de l'ovaire

Les femmes qui soupçonnent des kystes ovariens devraient consulter un médecin avant d'essayer un traitement à domicile, car il est essentiel de diagnostiquer la cause du kyste, puis d'élaborer le plan de traitement en conséquence.

Certains remèdes naturels peuvent aider à soulager les symptômes des kystes ovariens, mais il est important de consulter un médecin avant d'essayer de nouveaux traitements.

1. **Analgésiques en vente libre :** Certains analgésiques en vente libre peuvent soulager temporairement la douleur. Il faut toutefois consulter votre médecin si la douleur persiste ou revient trop souvent.

2. **Thérapie par la chaleur :** L'application d'un coussin chauffant ou d'une compresse chaude sur le bas de l'abdomen peut aider à soulager les douleurs pelviennes et les crampes causées par les kystes ovariens.

3. **Bain de sel d'Epsom :** Prendre un bain de sel d'Epsom peut aider les femmes à réduire la douleur et les autres symptômes des kystes ovariens. La forte concentration de sulfate de magnésium dans le sel d'Epsom agit comme un relaxant musculaire et soulage la douleur.

4. **Techniques de relaxation :** Certaines techniques de relaxation, comme la respiration profonde, la méditation, le yoga, etc., peuvent aider à gérer les symptômes des kystes ovariens, car le stress et l'anxiété peuvent exacerber les symptômes tels que la douleur et l'inconfort.

5. **Exercice:** L'exercice régulier peut aider à améliorer la circulation sanguine et à réduire l'inflammation, ce qui peut contribuer à réduire le risque de kystes ovariens et à améliorer la santé globale des ovaires.

6. **Modifications alimentaires :** Une alimentation équilibrée comprenant beaucoup de fruits, de légumes, de grains entiers et de protéines maigres peut contribuer à favoriser la santé reproductive globale.

7. **Remèdes à base de plantes:** Certaines herbes, comme le gingembre et le curcuma, peuvent avoir des propriétés anti-inflammatoires qui pourraient aider à réduire l'inflammation et la douleur associées aux kystes ovariens. Il a été démontré que la curcumine ou le curcuma aide à lutter contre le SOPK et les kystes ovariens. Selon une étude scientifique, le gingembre présente des caractéristiques

phytothérapeutiques et médicinales. Ceux-ci incluent principalement des propriétés antimicrobiennes, anti-inflammatoires et antioxydantes. En conséquence, cette plante polyvalente aide à diminuer la dominance hormonale de diverses manières. Il est important de consulter votre médecin avant de prendre des suppléments à base de plantes, car ils peuvent interagir avec d'autres médicaments ou avoir des effets secondaires.

N'oubliez pas que même si ces remèdes peuvent aider à soulager les symptômes associés aux kystes ovariens, ils ne remplacent pas un traitement médical. Il est important de consulter votre médecin pour déterminer le meilleur traitement adapté à votre situation individuelle.

Thérapie pharmacologique

Les pilules contraceptives orales (OCP) protègent contre le développement de kystes ovariens fonctionnels. Cependant, les kystes fonctionnels existants ne régressent pas plus rapidement lorsqu'ils sont traités avec des contraceptifs oraux combinés qu'avec une prise en charge expectative.

Laparotomie et laparoscopie

Les kystes ovariens simples persistants de plus de 10 cm (surtout s'ils sont symptomatiques) et les kystes ovariens complexes doivent être envisagés pour une ablation chirurgicale. Les approches chirurgicales comprennent une technique ouverte (laparotomie) ou une technique mini-invasive (laparoscopie) avec de très petites incisions. Cette dernière approche est privilégiée dans les cas présumés bénins. L'ablation du kyste intact pour analyse pathologique peut impliquer l'ablation de l'ovaire entier, bien qu'une intervention chirurgicale préservant la fertilité doive être tentée chez les femmes plus jeunes.

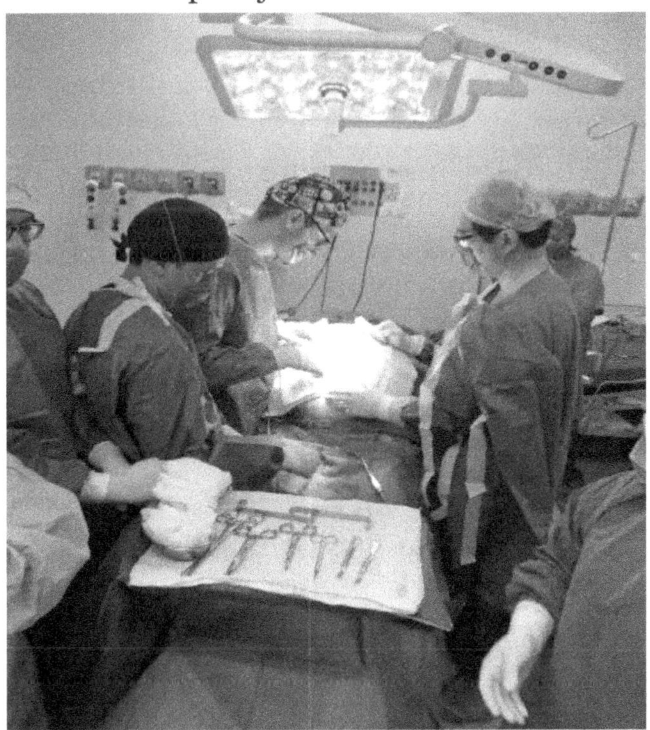

Ovariectomie bilatérale

Une ovariectomie bilatérale et, souvent, une hystérectomie sont pratiquées chez de nombreuses femmes ménopausées présentant des kystes ovariens, en raison de l'incidence accrue de néoplasmes dans cette population.

Référence

Conformément aux directives de l'ACOG, l'orientation vers un oncologie gynécologique est recommandée pour les patientes suivantes :

- Patiente ménopausée présentant un CA125 élevé, des résultats d'imagerie compatibles avec une tumeur maligne, une ascite, une masse nodulaire ou fixe ou des signes de métastases

- Patiente pré ménopausée présentant un CA 125 très élevé, des résultats d'imagerie compatibles avec une tumeur maligne, une ascite, une masse nodulaire ou fixe ou des signes de métastases

- Patiente préménopausée ou post ménopausée présentant un score prédictif de malignité élevé tel que le test d'indice multivarié, l'indice de risque de malignité ou l'algorithme de risque de malignité ovarienne, ou l'un des systèmes de notation basés sur les ultrasons de l'International Ovarian Tumor Analysis Group.

Article 8
Prévention des kystes ovariens

Il n'existe aucun moyen efficace pour prévenir l'apparition des kystes ovariens. Après la disparition d'un kyste ovarien, avec ou sans traitement médical, des contrôles de suivi seront effectués pour s'assurer qu'il n'y a pas de récidive. Des contrôles réguliers peuvent être très importants pour détecter rapidement une récidive potentielle, ce qui peut aider à remédier rapidement au problème et avec peu ou pas de chirurgie nécessaire (si elle n'est pas maligne). Certains médecins recommandent des contraceptifs hormonaux à faible dose comme moyen de prévenir les récidives, même s'il existe peu ou pas de preuves de leur efficacité réelle.

Assurez-vous d'informer le médecin si vous ou votre proche ressentez des changements, tels que des modifications du cycle menstruel, la présence de douleurs ou d'inconforts pelviens, ou la récurrence de tout autre symptôme d'un kyste de l'ovaire. Les changements de mode de vie peuvent ou non aider à prévenir les récidives ; cela inclut arrêter de fumer, prendre des repas plus sains et faire de l'exercice régulièrement.

Article 9
FAQ sur les kystes ovariens

Un kyste ovarien provoque-t-il des douleurs ?

La majorité des personnes atteintes de kystes ovariens sont asymptomatiques et les kystes sont fréquemment détectés par hasard lors d'examens pelviens de routine ou d'une échographie. Néanmoins, certains kystes peuvent provoquer des symptômes variés, parfois graves. En revanche, les kystes ovariens malins ne présentent souvent aucun symptôme avant d'atteindre un stade avancé. Dans cet article, nous apprendrons si les kystes ovariens provoquent toujours des douleurs et comment ils provoquent des douleurs.

Comment un kyste de l'ovaire peut-il provoquer des douleurs ?

Les kystes ovariens peuvent entraîner des douleurs de plusieurs manières. La douleur associée aux kystes ovariens est souvent principalement due à la pression des tissus entourant l'ovaire. Selon la taille et l'emplacement du kyste, il peut exercer une pression sur les organes et les nerfs environnants. Dans certains cas, les kystes ovariens peuvent déclencher des douleurs lombaires sourdes et douloureuses.

De plus, si un kyste ovarien éclate, se rompt ou se tord, il peut provoquer des douleurs. Une rupture de kyste peut provoquer une douleur soudaine et aiguë dans le bas de l'abdomen ou dans le dos, des ballonnements abdominaux et des saignements ou saignements vaginaux, entre autres symptômes. De plus, cela peut également provoquer des douleurs lors des rapports sexuels ou une dyspareunie.

Les médicaments les plus couramment administrés pour soulager la douleur liée à un kyste ovarien sont les anti-inflammatoires non stéroïdiens (AINS). Ce sont des analgésiques en vente libre, comme l'ibuprofène ou le naproxène, qui peuvent aider à soulager la douleur causée par les kystes ovariens.

N'oubliez pas que si vous ressentez des douleurs pelviennes persistantes ou sévères, il est essentiel d'en parler à votre médecin pour déterminer la cause sous-jacente et le traitement approprié.

Quel poids un kyste de l'ovaire peut-il avoir ?

Le poids des kystes ovariens varie, et le poids et la taille des kystes ovariens sont liés. Les petits kystes ovariens sont généralement asymptomatiques et découverts fortuitement lors d'un examen clinique ou d'une échographie. Ils peuvent occasionnellement provoquer des douleurs ou des inconforts. Certains kystes ovariens peuvent grossir anormalement dans de rares cas. Le contenu d'un kyste est le facteur le plus important pour déterminer son poids. Les composants cellulaires et le contenu liquide constituent la composition kystique. Alors que la taille de la masse kystique peut être déterminée par les analyses d'imagerie du kyste de l'ovaire. Les femmes plus âgées risquent de développer ces kystes ovariens géants. Des cas de gros kystes ovariens pesant 148,6 et 79,4 kg ont également été signalés.

Quels symptômes sont associés aux kystes ovariens géants ?

Les kystes ovariens peuvent devenir assez volumineux dans de rares cas. Celles-ci sont connues sous le nom de masses kystiques ovariennes géantes. Les patients présentant de petits kystes sont souvent asymptomatiques jusqu'à ce que la tumeur devienne suffisamment grosse pour avoir un effet de masse sur les organes environnants. Le kyste peut provenir de divers endroits, ce qui rend difficile d'en localiser la source avant la chirurgie. L'effet de masse d'un kyste ovarien géant peut provoquer divers symptômes non spécifiques tels que des ballonnements abdominaux, des nausées et de la constipation. Les kystes ovariens géants sont extrêmement rares ; cependant, lorsqu'ils surviennent, une ablation chirurgicale est nécessaire non seulement en raison de la morbidité et de la mortalité. associé à l'effet de masse mais aussi au risque de malignité.

Quels sont les risques d'avoir des kystes ovariens anormalement géants ?

Les masses kystiques abdominales géantes sont rares et nécessitent une excision chirurgicale en raison des symptômes qu'elles provoquent. Cependant, les complications associées à de si gros kystes sont nombreuses, notamment une occlusion intestinale, des vomissements, des douleurs, des nausées et une distension.

La complication la plus grave est la rupture, qui peut entraîner de graves douleurs pelviennes supérieures ou abdominales basses. Une autre complication associée aux kystes ovariens est la torsion ovarienne, qui provoque des douleurs pelviennes supérieures ou abdominales basses. Une autre complication associée aux kystes ovariens est la torsion ovarienne. La torsion ovarienne se produit lorsqu'un kyste devient suffisamment gros pour provoquer la torsion de l'ovaire sur ses propres vaisseaux sanguins, interrompant parfois le flux sanguin. Cette complication nécessite une intervention chirurgicale immédiate. S'il n'est pas traité rapidement, l'ovaire tordu peut mourir, rendant la personne très malade et perdant l'ovaire. N'oubliez pas que les complications telles que la rupture et la torsion ovarienne seront atrocement douloureuses et nécessitent des soins médicaux.

Pourquoi mon kyste ovarien a-t-il repoussé ?

La plupart des kystes ovariens sont fonctionnels, mais les kystes ovariens complexes peuvent se développer et entraîner de graves complications. Bien que la cause précise de ces croissances kystiques anormales soit inconnue, un certain nombre de facteurs de risque, tels que les déséquilibres hormonaux, les infections pelviennes graves, la grossesse, l'endométriose et même le SOPK, y sont liés.

Les kystes ovariens sont fréquents chez les femmes. Les kystes ovariens fonctionnels sont fréquents au cours du cycle menstruel. Ces kystes ne présentent généralement aucun symptôme et disparaissent en quelques semaines.

Les kystes dermoïdes, les cystadénomes et les endométriomes sont quelques types de kystes moins fréquents. Ces kystes peuvent se développer davantage et entraîner de graves complications. La croissance kystique en fait partie et pourrait être un signe clé de la malignité sous-jacente. Bien que la cause exacte de ces croissances kystiques anormales soit inconnue, un certain nombre de facteurs de risque y ont été associés, notamment des déséquilibres hormonaux, des infections pelviennes graves, la grossesse, l'endométriose et même le SOPK. En conséquence, cet article fournit un résumé des différents signes avant-coureurs, indices de diagnostic et mesures préventives liés au développement de kystes ovariens.

Quels signes avant-coureurs indiquent la croissance du kyste ovarien ?

Les kystes ovariens simples ou fonctionnels ne présentent généralement aucun symptôme. Cependant, les dermoïdes et les cystadénomes sont des exemples de kystes ovariens complexes qui peuvent grossir de manière incontrôlable. Cela pourrait déplacer votre ovaire hors de sa position. En plus de cela, cela peut entraîner une torsion ovarienne, une affection douloureuse dans laquelle votre ovaire s'est tordu. Lorsqu'un kyste éclate, cela peut entraîner des vomissements, des saignements, une respiration rapide, une faiblesse, de la fièvre, des étourdissements et de graves douleurs abdominales. De plus, les kystes peuvent comprimer votre vessie, entraînant des mictions fréquentes ou urgentes.

Comment évaluer la croissance des kystes ovariens ?

Une échographie peut révéler un kyste, auquel cas un gynécologue devra probablement le surveiller et effectuer une autre échographie quelques semaines plus tard. De plus, en cas de suspicion que la masse kystique pourrait être cancéreuse, le médecin conseillera des analyses de sang de confirmation pour rechercher des substances spécifiques pouvant indiquer un cancer de l'ovaire.

Cependant, la présence de ces produits chimiques à des concentrations élevées n'est pas toujours un signe de cancer, car ils peuvent également être provoqués par des affections non cancéreuses comme l'endométriose, une infection pelvienne, des fibromes ou même vos règles.

Comment prévenir la croissance des kystes ovariens ?

Le développement du kyste ovarien ne peut être arrêté, en particulier chez les femmes en âge de procréer. Cependant, la détection précoce du kyste ovarien est possible grâce à des examens gynécologiques de routine. Habituellement, les kystes ovariens qui ne sont pas cancéreux ne se transforment pas en cancer. Malgré tout, les symptômes du cancer de l'ovaire peuvent ressembler à ceux d'un kyste de l'ovaire. Il est donc essentiel de consulter un médecin et d'obtenir un diagnostic approprié. Il peut être bénéfique de maintenir un poids santé, de mener une vie saine et d'être conscient des signes avant-coureurs. Parlez toujours à votre médecin si votre cycle menstruel change, si vous ressentez des douleurs pelviennes persistantes, si vous perdez l'appétit, si vous perdez du poids soudainement ou si vous vous sentez rassasié.

Les kystes ovariens peuvent-ils être traités sans chirurgie ?

Oui, la plupart des kystes ovariens fonctionnels et non cancéreux sont asymptomatiques. Ils disparaissent généralement d'eux-mêmes. Cependant, ceux qui ne le font pas doivent être étroitement surveillés. Le kyste peut nécessiter une ablation chirurgicale s'il devient volumineux, douloureux ou s'il semble cancéreux. Cependant, ces kystes ovariens ne peuvent pas être traités par certains remèdes maison, qui ne peuvent qu'aider à la prévention et au soulagement des symptômes.

Les formations sur les ovaires qui contiennent du liquide sont appelées kystes ovariens.

Ceux-ci se présentent sous des formes cancéreuses et non cancéreuses. Cependant, il est possible que vous ignoriez que vous avez des kystes ovariens. En effet, beaucoup ne présentent aucun symptôme et peuvent disparaître d'eux-mêmes. Néanmoins, il faut consulter un médecin en cas de douleurs pelviennes ou abdominales sévères, accompagnées de fièvre et de vomissements. Compte tenu de l'importance de la maladie, cet article traite des options de traitement non chirurgical ainsi que des mesures à domicile qui peuvent aider à soulager les symptômes.

Comment les kystes ovariens sont-ils traités de manière non chirurgicale ?

Le traitement d'un kyste de l'ovaire dépend généralement de la taille et de la nature du kyste, de son apparence, des symptômes qui l'accompagnent et de l'âge de la patiente. Les kystes ne sont généralement pas cancéreux et disparaissent souvent en quelques mois. Une échographie ultérieure pourrait être utilisée pour confirmer que le problème est résolu. Le terme « attente vigilante », également connu sous le nom d'« approche attentiste », fait référence à l'observation de routine de kystes ovariens fonctionnels par un médecin.

En raison d'un risque légèrement accru de cancer de l'ovaire, il peut être conseillé aux femmes ménopausées de subir des échographies et des analyses de sang tous les quatre mois pendant un an. La plupart du temps, des tests et un traitement supplémentaires ne sont pas nécessaires si les analyses révèlent que le kyste a disparu. Si le kyste persiste et commence à montrer des signes de cancer, une intervention chirurgicale peut être conseillée.

Pouvez-vous sentir à la main si vous avez un kyste dans les ovaires ?

Non, pas toujours. Les kystes fonctionnels ovariens ne provoquent généralement aucun symptôme et disparaissent d'eux-mêmes. Cependant, il arrive parfois que ces kystes ne disparaissent pas et, dans ces cas, des douleurs pelviennes ou abdominales apparaissent. Le kyste de l'ovaire se transforme généralement en urgence médicale lorsque la douleur s'accompagne de nausées, de fièvre et d'autres symptômes ressemblant à un choc.

Les développements kystiques sur ou autour des ovaires ne sont généralement pas visibles. Et ces minuscules poches remplies de tissus ou de liquide sur ou à l'intérieur de vos ovaires sont en fait assez typiques. Cependant, un kyste ovarien peut être la cause de douleurs abdominales persistantes et sévères ou d'autres symptômes qui ne semblent pas tout à fait normaux. Ainsi, cet article répertorie les symptômes typiques des kystes ovariens ainsi que ceux qui nécessitent des soins médicaux et les facteurs de risque qui y sont liés, car les ignorer pourrait entraîner de graves problèmes de santé.

Quand une personne atteinte de kystes ovariens doit-elle consulter un médecin ?

Vous devez demander de l'aide immédiatement si vous ressentez une douleur pelvienne intense, surtout si elle apparaît soudainement. Plus tôt vous consultez un médecin, plus vous aurez de chances de sauver votre ovaire, car un ovaire tordu peut réduire ou arrêter le flux sanguin. En outre, il convient de consulter un médecin d'urgence si les douleurs abdominales s'accompagnent de fièvre, de vomissements, d'un rhume, d'une peau moite, d'une respiration rapide, d'étourdissements ou de faiblesse.

Le kyste de l'ovaire a-t-il une sensation physique en dehors du corps ?

Non, pas toujours. Les kystes ovariens sont fréquemment découverts lors d'un examen standard impliquant à la fois un examen clinique et une échographie. L'échographie transvaginale est la méthode de détection privilégiée ; cependant, un examen clinique comprenant un examen pelvien peut ne pas être très efficace. Les kystes doivent être régulièrement surveillés car ils risquent de devenir cancéreux.

Des kystes ovariens, qui sont des sacs liquides, peuvent se former dans ou sur vos ovaires. La plupart des kystes ovariens non cancéreux ou cancéreux sont provoqués par des changements hormonaux, une grossesse ou des maladies comme l'endométriose. N'oubliez pas que le type de kyste ovarien le plus courant, le kyste ovulatoire ou fonctionnel, est tout à fait normal. Il augmente chaque mois lorsque vous voulez. Ils ne causent généralement aucun dommage, ne présentent aucun symptôme et disparaissent d'eux-mêmes en quelques semaines. Ces kystes ovariens ont cependant la capacité de se développer et d'entraîner de graves complications. Cet article donne un aperçu général de l'importance de la taille des kystes, de la façon dont les kystes sont évalués et de la manière dont la taille des kystes influence la façon dont ils sont traités.

Est-il possible de ressentir un kyste ovarien en dehors du corps ?

Non, pas toujours. Les kystes ovariens sont généralement des masses remplies de liquide qui peuvent se développer sur un ou les deux ovaires à tout moment au cours de la vie d'une femme. Parfois ils sont solides ; dans ce cas, on les appelle tumeurs, terme médical signifiant « gonflement ».

Les kystes ovariens sont fréquemment découverts par les médecins lors d'un examen de routine. L'examen pelvien fait généralement partie de l'examen clinique. L'examen clinique, cependant, pourrait ne pas être très utile pour les détecter ; L'échographie transvaginale est la méthode d'imagerie de choix. Une fois identifiés, les kystes doivent être traités le plus rapidement possible car ils peuvent potentiellement être cancéreux. Toutefois, la majorité des kystes ne sont pas cancéreux.

Quelles sont les tailles et les types de kystes ovariens ?

Les kystes ovariens se présentent sous diverses formes, chacune ayant ses propres causes et caractéristiques. Selon le type de kyste, la taille d'un kyste de l'ovaire peut également continuer à changer.

Lorsque votre cycle menstruel respecte le calendrier prescrit, des kystes fonctionnels se développent. Cependant, le kyste peut occasionnellement continuer à se développer. Il s'agit principalement de corps jaunes et de kystes folliculaires. La majorité des kystes fonctionnels mesurent entre 2 et 5 centimètres, l'ovulation a lieu lorsque ces kystes mesurent 2 à 3 cm. Certains, cependant, peuvent atteindre une taille de 8 à 12 cm.

Ceux qui sont anormalement gros sont des kystes ovariens pathologiques. Il s'agit principalement de kystes dermoïdes, un type de tumeur ovarienne qui progresse généralement à une vitesse de 1,8 mm et atteint rarement une taille de 15 cm. Les cystadénomes peuvent également devenir assez volumineux. Certains peuvent atteindre une hauteur de 30 cm et une taille allant de 1 à 3 cm. Enfin, bien que les endométriomes soient généralement petits, leur taille peut varier comme celle des autres kystes.

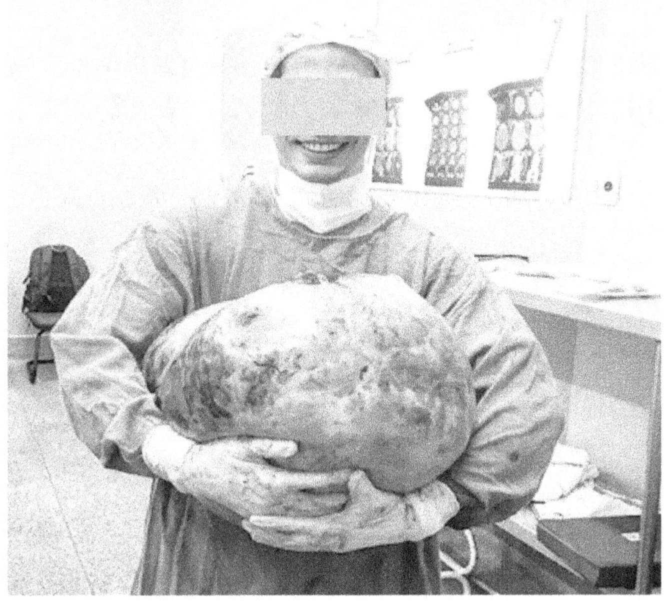

Comment les kystes ovariens sont-ils traités médicalement ?

De nombreux kystes ovariens disparaissent d'eux-mêmes et n'ont pas besoin d'être traités. En conséquence, votre médecin pourrait vous conseiller une période « d'attente vigilante », pendant laquelle vous devrez garder un œil sur votre kyste pour voir s'il disparaît après un ou deux cycles menstruels.

Votre médecin peut vous conseiller de vous prescrire des analgésiques si vous ressentez une gêne due à un kyste ovarien. De plus, la taille d'un kyste peut déterminer s'il doit être retiré chirurgicalement.

La chirurgie n'est généralement pas conseillée pour les kystes ovariens non cancéreux, à moins qu'ils ne mesurent plus de 10 centimètres. Toutefois, cette règle n'est pas gravée dans le marbre. Par exemple, un simple kyste peut ne nécessiter aucun traitement jusqu'à ce qu'il mesure 10 cm ou 4 pouces. De plus, lorsque les kystes cancéreux sont beaucoup plus petits, ils peuvent être retirés.

Les kystes ovariens sont fréquemment retirés chirurgicalement à l'aide de techniques mini-invasives telles que laparoscopie. Cependant, lorsqu'un kyste est très volumineux ou qu'un cancer est suspecté, une intervention chirurgicale ouverte plus étendue peut être nécessaire. Un contraceptif hormonal prescrit pourra vous être recommandé par votre médecin si vous développez fréquemment des kystes fonctionnels. Ce médicament ne réduira pas un kyste existant, mais il peut aider à prévenir le développement de nouveaux kystes fonctionnels.